# Prevención de la Demencia

# Prevención de la Demencia


Karen L. Aken

ISBN-13: 978-1541149366
ISBN-10: 154114936X

## La introducción

La pérdida de la función cerebral es una cosa de miedo. Recuerdo que después de que mi padre vio a mi abuelo perder lentamente su mente y luego su vida a la enfermedad de Alzheimer que trató de todas las maneras que pudo para no cumplir con el mismo destino. Él jugó un montón de Sudoku, trató de comer una dieta más saludable, y se ejercitó diariamente. Sudoku parece ser el ejercicio principal que la gente va a cuando temen la demencia. Sudoku es grande en el ejercicio de su cerebro, pero sólo ejerce las funciones matemáticas del cerebro. Si usted está planeando hacer un montón de matemáticas durante sus años dorados, entonces hacer Sudoku todos los días es perfecto para usted. Si desea asegurarse de que todas las funciones de su cerebro seguirá funcionando adecuadamente, es posible que desee agregar una amplia variedad de actividades para mejorar todas las funciones cerebrales. El objetivo de este libro es cambiar tu rutina, ayudarte a empezar a vivir un estilo de vida más saludable (si no lo eres ya) y desafiar tu cerebro con actividades nuevas ya veces al azar que tal vez no hayas hecho desde que eras un niño.

La información contenida en este libro no pretende ni implica ser un sustituto del asesoramiento médico profesional, diagnóstico o tratamiento. Todo el contenido contenido en este libro es sólo para propósitos de información general. Cualquier confianza que usted deposite en dicha información es, por lo tanto, estrictamente bajo su propio riesgo.

# Día uno

- Camine por lo menos 10 minutos esta mañana. El ejercicio regular puede reducir el riesgo de Alzheimer en un 50% según la Fundación de Investigación y Prevención de Alzheimer.
- Beba siete vasos de agua y dos tazas de té verde. Mantenerse bien hidratado asegura que cada órgano de su cuerpo funcionará correctamente. Beber té verde se ha encontrado para mejorar la memoria y el estado de alerta mental y lento envejecimiento del cerebro.
- Ir a un espacio tranquilo, sentarse cómodamente, cerrar los ojos, tomar respiraciones profundas y centrarse sólo en el aire que fluye en la nariz, hacia abajo en los pulmones, y volver a cabo durante 2 minutos. Meditación reduce el estrés que puede tener un efecto adverso en la mente y el cuerpo.
- Evite resbalones, viajes y caídas mejorando el equilibrio. Párese en una pierna durante 10 segundos, y luego en la otra durante 10 segundos.

Actividades cerebrales:

- Mientras marchas en su lugar, piensa en la primera casa en la que viviste. ¿Cuántos dormitorios hay? ¿Cuántos baños? ¿De qué color era la cocina? ¿Cuántas sillas había a la mesa dela cocina? ¿Puedes recordar la dirección? ¿Cuál era tu memoria favorita mientras estaba allí? ¿Cuándo conociste a tus vecinos? Este es su primer ejercicio de Neuroplasticidad. La neuroplasticidad es la capacidad del cerebro para cambiar y adaptarse a nuevas situaciones. Es mucho más fácil para su cerebro para realizar una tarea a la vez, por eso la gente silenciar la radio para encontrar una dirección o decir que necesitan "parar y pensar por un minuto". Responder a preguntas sencillas mientras el cuerpo está en movimiento puede forzar al cerebro a mejorar como el ejercicio tradicional fuerza a su cuerpo a mejorar.

- Resuelve estos problemas en tu cabeza.

11 x 8 = ___   6 + 32 = ___   39 - 17 = ___   12/3 = ___

- Nombre 3 ciudades que comienzan con la letra B.

# Día dos

- Beba siete vasos de agua y dos tazas de té verde.
- Camine por lo menos 10 minutos esta mañana.
- Ir a un espacio tranquilo, sentarse cómodamente, cerrar los ojos, tomar respiraciones profundas y centrarse sólo en el aire que fluye en la nariz, hacia abajo en los pulmones, y volver a cabo durante 2 minutos.
- Párese en una pierna durante 10 segundos, y luego en la otra durante 10 segundos.
- Una dieta mediterránea se ha encontrado para reducir el riesgo de deterioro cognitivo y el Alzheimer. Investigue esta dieta. Diga en voz alta las fuentes de alimentos significativos involucrados con esta dieta. Verduras, frijoles, granos enteros, pescado y aceite de oliva. Deletrearlos (en voz alta) hacia delante y hacia atrás. ¿Con qué frecuencia estos alimentos están incluidos en su dieta?

Actividades cerebrales:

- Coma con su mano no dominante hoy.
- Resuelve estos problemas en tu cabeza.

$6 \times 7 =$ ___    $43 + 18 =$ ___    $74 - 6 =$ ___    $32/8 =$ ___

- Nombre 3 personas con nombres que comienzan con la letra I. ¿Cómo deletreas eses nombres?
- ¿Qué película te hace reír más? ¿Por qué?

# Día tres

- Beba siete vasos de agua y dos tazas de té verde.
- Camine por lo menos 10 minutos esta mañana.
- Ir a un espacio tranquilo, sentarse cómodamente, cerrar los ojos, tomar respiraciones profundas y centrarse sólo en el aire que fluye en la nariz, hacia abajo en los pulmones, y volver a cabo durante 2 minutos.
- Párese en una pierna durante 10 segundos, y luego en la otra durante 10 segundos.

Actividades cerebrales:

- Aprenda a hacer malabares utilizando bufandas malabares o pañuelos (instrucciones en la página siguiente). Los investigadores alemanes han encontrado que aprender a hacer malabarismos aumenta la materia gris en el cerebro en tan sólo 7 días. Una vez que sepas cómo, convierte esto en un ejercicio avanzado de Neuroplasticidad cantando el alfabeto o tu canción favorita mientras haces malabares o andas hacia delante o hacia atrás mientras haces malabares.
- Resuelve estos problemas en tu cabeza.

$13 \times 2 =$ ___    $57 + 8 =$ ___    $64 - 6 =$ ___    $64/8 =$ ___

- Nombre 3 de los Siete Enanitos.
- ¿Cuál era tu libro favorito para leer cuando era niño? ¿De qué se trataba?

Malabarismo con bufandas o pañuelos (las bufandas de malabares funcionan mejor).

1 bufanda - Sostenga la bufanda en una esquina. Levanta tu brazo lo más alto que puedas (a través de tu cuerpo) y lanzar la bufanda con la palma de tu mano hacia el exterior (como si estuvieras ondulación adiós a alguien). Alcance alto con su otra mano y agarrar la bufanda como usted trae su mano abajo. Repita este movimiento y retroceda a la primera mano. Trate de hacer que cada lanzar a la misma altura (pico). Alcance alto con su otra mano y agarrar la bufanda como usted trae su mano abajo. Repita este movimiento y retroceda a la primera mano. Trate de hacer que cada la tirada la misma altura (pico).

2 bufandas - Sostenga una bufanda en cada mano. Lanzar la primera bufanda con la palma de tu mano hacia el exterior (como si estuvieras ondulación adiós a alguien). Cuando llegue a su pico, el lanzar la segunda bufanda. Luego agarrar el primer bufanda, luego el segundo. El lanzar y las capturas en ritmo (lanzar, lanzar, coger, coger). No lanzar o coger ambas bufandas al mismo tiempo.

3 bufandas - Dos bufandas en la mano dominante (una con el dedo meñique y el dedo anular y otra con el centro y el índice) y una bufanda en la mano no dominante. Lanzar una bufanda de tu mano dominante, cuando alcanza su pico, lanzar la bufanda de tu mano no dominante. Cuando esa bufanda alcanza su pico, usted puede lanzar el tercer pañuelo, y después apenas mantener el lanzars alternas entre las manos.

# Día cuatro

- Beba siete vasos de agua y dos tazas de té verde.
- Camine por lo menos 10 minutos esta mañana.
- Ir a un espacio tranquilo, sentarse cómodamente, cerrar los ojos, tomar respiraciones profundas y centrarse sólo en el aire que fluye en la nariz, hacia abajo en los pulmones, y volver a cabo durante 2 minutos.
- Párese en una pierna durante 10 segundos, y luego en la otra durante 10 segundos.

Actividades cerebrales:

- Alterna moviendo un lado de tu cuerpo y luego el otro (por ejemplo, un paso adelante y una estocada, patadas un las piernas o golpecitos con los dedos de los pies) mientras aplaude las manos. Diga un animal diferente cada vez que mueva el lado derecho de su cuerpo. Diga un lugar diferente que ha estado o le gustaría viajar cada vez que mueva el lado izquierdo. Realice este ejercicio de Neuroplasticidad durante al menos un minuto.
- Resuelve estos problemas en tu cabeza.

$44 \times 3 =$ ___    $19 + 83 =$ ___    $25 - 13 =$ ___    $45/9 =$ ___

- Nombre 3 animales que comienzan con la letra D.
- ¿Quién fue su primer jefe? ¿Cómo eran ellos?
- Abre los armarios y cajones sin usar los dedos hoy.

# Día cinco

- Beba siete vasos de agua y dos tazas de té verde.
- Camine por lo menos 10 minutos esta mañana.
- Ir a un espacio tranquilo, sentarse cómodamente, cerrar los ojos, tomar respiraciones profundas y centrarse sólo en el aire que fluye en la nariz, hacia abajo en los pulmones, y volver a cabo durante 2 minutos.
- Párese en una pierna durante 10 segundos, y luego en la otra durante 10 segundos.

Actividades cerebrales:

- Aplauda sus manos mientras marcha en su lugar, decir en voz alta los 12 meses del año. Deletrearlos hacia adelante. Deletrearlos hacia atrás. ¿Cuántos meses son típicamente calientes? ¿Cuántos meses son típicamente fríos? ¿En qué mes se llueve? ¿Qué mes recibe menos?
- Cepille sus dientes con su mano no dominante hoy.
- Resuelve estos problemas en tu cabeza.

$15 \times 2 =$ \_\_\_   $28 + 42 =$ \_\_\_   $99 - 23 =$ \_\_\_   $72/12 =$ \_\_\_

- Nombre 3 alimentos que comienzan con la letra A.
- ¿Cuál era el nombre de la calle en la que vivías cuando estabas en la escuela? Imagine su ruta a la escuela. ¿Cuánto tiempo te tomó llegar desde casa?

# Día seis

- Beba siete vasos de agua y dos tazas de té verde.
- Camine por lo menos 10 minutos esta mañana.
- Ir a un espacio tranquilo, sentarse cómodamente, cerrar los ojos, tomar respiraciones profundas y centrarse sólo en el aire que fluye en la nariz, hacia abajo en los pulmones, y volver a cabo durante 2 minutos.
- Párese en una pierna durante 10 segundos, y luego en la otra durante 10 segundos.

Actividades cerebrales:

- Pon tus manos juntas. Mueva sus manos en un movimiento de la figura 8 delante de su cuerpo mientras marcha en su lugar. Mientras su cuerpo está en movimiento decir su fruta favorita en voz alta. Deletrearlo. Deletrearlo hacia atrás. ¿Cuántas letras tiene la palabra? ¿Su número de teléfono contiene ese número? En caso afirmativo, diga la sección de su número de teléfono que contiene ese número. Repita la respuesta hacia atrás. Si no, repita cualquier sección de su número de teléfono hacia atrás. Este ejercicio de Neuroplasticidad se debe hacer con un compañero que puede hacerle las preguntas.
- Resuelve estos problemas en tu cabeza.

$51 \times 2 =$ \_\_\_\_  $55 + 31 =$ \_\_\_\_  $49 - 33 =$ \_\_\_\_  $22/2 =$ \_\_\_\_

- Nombre 3 plantas que comienzan con la letra R.
- ¿Qué comiste para cenar anoche? ¿Qué comiste para el almuerzo hace 2 días?

# Día siete

- Beba siete vasos de agua y dos tazas de té verde.
- Camine por lo menos 10 minutos esta mañana.
- Ir a un espacio tranquilo, sentarse cómodamente, cerrar los ojos, tomar respiraciones profundas y centrarse sólo en el aire que fluye en la nariz, hacia abajo en los pulmones, y volver a cabo durante 2 minutos.
- Párese en una pierna durante 10 segundos, y luego en la otra durante 10 segundos.

Actividades cerebrales:

- March en su lugar mientras frota el vientre en un movimiento circular con tu mano dominante, alternativo tecleo de tus orejas izquierda y derecha con tu mano no dominante mientras se canta el alfabeto.
- Resuelve estos problemas en tu cabeza.

$84 \times 4 =$ ___  $39 + 14 =$ ___  $104 - 26 =$ ___  $120/10 =$ ___

- Nombre 3 actores / actrices cuyos nombres comienzan con la letra J.
- Sin mirar el calendario, ¿cuáles fueron las dos último día festivo y cuáles son los dos próximos día festivo? ¿Qué hiciste durante las dos último día festivo? ¿Qué vas a hacer por el próximo dos?

# Día ocho

- Beba siete vasos de agua y tres tazas de té verde. Sólo un recordatorio, mantenerse bien hidratado asegura que cada órgano de su cuerpo funcionará correctamente. Beber té verde se ha encontrado para mejorar la memoria y el estado de alerta mental y lento envejecimiento del cerebro.
- Caminar por lo menos 10 minutos esta mañana y 10 minutos esta tarde. Sólo un recordatorio, el ejercicio regular puede reducir el riesgo de Alzheimer en un 50% según la Fundación de Investigación y Prevención de Alzheimer.
- Ir a un espacio tranquilo, sentarse cómodamente, cerrar los ojos, tomar respiraciones profundas y centrarse sólo en el aire que fluye en la nariz, hacia abajo en los pulmones, y volver a cabo durante 3 minutos. Sólo un recordatorio, la meditación reduce el estrés que puede tener un efecto adverso en la mente y el cuerpo.
- Para mejorar el equilibrio, de pie en una pierna durante 10 segundos, y luego el otro durante 10 segundos.

Actividades cerebrales:

- Marcha en lugar mientras haces círculos de brazo, piensa en tu escuela secundaria. ¿Cuántas personas estaban en su clase de graduación? ¿Cuántos pisos tenía la escuela? ¿Puedes recordar quién era tu profesor favorito? ¿Dónde comiste el almuerzo? ¿Dónde estaba el gimnasio? ¿Puedes recordar tu clase favorita? ¿Cuál era tu memoria favorita mientras estaba allí?
- Resuelve estos problemas en tu cabeza.

$12 \times 9 =$ \_\_\_  $7 + 43 =$ \_\_\_  $40 - 18 =$ \_\_\_  $13/1 =$ \_\_\_

- Nombre 3 ciudades que comienzan con la letra A.

# Día nueve

- Beba siete vasos de agua y tres tazas de té verde.
- Caminar por lo menos 10 minutos esta mañana y 10 minutos esta tarde.
- Ir a un espacio tranquilo, sentarse cómodamente, cerrar los ojos, tomar respiraciones profundas y centrarse sólo en el aire que fluye en la nariz, hacia abajo en los pulmones, y volver a cabo durante 3 minutos.
- Párese en una pierna durante 10 segundos, y luego en la otra durante 10 segundos.

Actividades cerebrales:

- Coma con su mano no dominante hoy.
- Resuelve estos problemas en tu cabeza.

$7 \times 8 =$ \_\_\_\_ $54 + 29 =$ \_\_\_\_ $85 - 7 =$ \_\_\_\_ $44/2 =$ \_\_\_\_

- Diga y deletree 3 nombres de chicas que comienzan con la letra C.
- ¿Qué comediante te hace reír más? Describa su apariencia en voz alta.

# Día diez

- Beba siete vasos de agua y tres tazas de té verde.
- Caminar por lo menos 10 minutos esta mañana y 10 minutos esta tarde.
- Ir a un espacio tranquilo, sentarse cómodamente, cerrar los ojos, tomar respiraciones profundas y centrarse sólo en el aire que fluye en la nariz, hacia abajo en los pulmones, y volver a cabo durante 3 minutos.
- Párese en una pierna durante 10 segundos, y luego en la otra durante 10 segundos.

Actividades cerebrales:

- Hacer malabares con bufandas. Sólo un recordatorio, los investigadores alemanes han encontrado que aprender a hacer malabarismos aumenta la materia gris en el cerebro en tan sólo 7 días. Una vez que sepa cómo, cantar el alfabeto o su canción favorita mientras haciendo malabares o caminar hacia adelante o hacia atrás, mientras que el malabarismo para convertirlo en un ejercicio avanzado de neuroplasticidad.
- Resuelve estos problemas en tu cabeza.

24 x 3 = ____    68 + 9 = ____    76 - 7 = ____    75/5 = ____

- Nombre los 3 estados que comienzan con la letra C.
- ¿Cuál fue su comida favorita para comer cuando era niño? ¿Con qué frecuencia lo comió?
- Cepille sus dientes con su mano no dominante hoy.

# Día once

- Beba siete vasos de agua y tres tazas de té verde.
- Caminar por lo menos 10 minutos esta mañana y 10 minutos esta tarde.
- Ir a un espacio tranquilo, sentarse cómodamente, cerrar los ojos, tomar respiraciones profundas y centrarse sólo en el aire que fluye en la nariz, hacia abajo en los pulmones, y volver a cabo durante 3 minutos.
- Párese en una pierna durante 10 segundos, y luego en la otra durante 10 segundos.

Actividades cerebrales:

- Alterna moviendo un lado de tu cuerpo y luego el otro (por ejemplo, un paso adelante y una estocada, patadas un las piernas o golpecitos con los dedos de los pies) mientras aplaude su manos. Diga una fruta diferente cada vez que mueva el lado derecho de su cuerpo. Diga una verdura diferente cada vez que mueva el lado izquierdo. Realice este ejercicio durante al menos un minuto.
- Resuelve estos problemas en tu cabeza.

55 x 3 = ___    20 + 94 = ___    66 - 14 = ___    54/9 = ___

- Nombre 3 animales que comienzan con la letra S.
- ¿Quién fue tu primer amor? ¿Qué aspecto tenían?

# Día doce

- Beba siete vasos de agua y tres tazas de té verde.
- Caminar por lo menos 10 minutos esta mañana y 10 minutos esta tarde.
- Ir a un espacio tranquilo, sentarse cómodamente, cerrar los ojos, tomar respiraciones profundas y centrarse sólo en el aire que fluye en la nariz, hacia abajo en los pulmones, y volver a cabo durante 3 minutos.
- Párese en una pierna durante 10 segundos, y luego en la otra durante 10 segundos.

Actividades cerebrales:

- Cepíllese los dientes con su mano no dominante.
- Resuelve estos problemas en tu cabeza.

$61 \times 2 =$ ___   $93 + 25 =$ ___   $90 - 33 =$ ___   $48/4 =$ ___

- Nombre 5 condimentos. Deletrearlos en voz alta
- ¿Cuál era el nombre de tu mejor amigo cuando estabas en la escuela? ¿Qué aspecto tenían? ¿Qué era lo que más te gustaba de ellos?

# Día trece

- Beba siete vasos de agua y tres tazas de té verde.
- Caminar por lo menos 10 minutos esta mañana y 10 minutos esta tarde.
- Ir a un espacio tranquilo, sentarse cómodamente, cerrar los ojos, tomar respiraciones profundas y centrarse sólo en el aire que fluye en la nariz, hacia abajo en los pulmones, y volver a cabo durante 3 minutos.
- Párese en una pierna durante 10 segundos, y luego en la otra durante 10 segundos.

Actividades cerebrales:

- Pon tus manos juntas. Mueva sus manos en un movimiento de la figura 8 delante de su cuerpo mientras marcha en su lugar. Mientras su cuerpo está en movimiento decir su animal favorito en voz alta. Deletrearlo. Deletrearlo hacia atrás. ¿Cuántas letras tiene la palabra? ¿Su número de teléfono contiene ese número? En caso afirmativo, diga la sección de su número de teléfono que contiene ese número. Repita la respuesta hacia atrás. Si no, repita cualquier sección de su número de teléfono hacia atrás. Este ejercicio debe hacerse con un compañero que puede hacerle las preguntas.
- Resuelve estos problemas en tu cabeza.

$15 \times 2 =$ \_\_\_   $55 + 13 =$ \_\_\_   $94 - 36 =$ \_\_\_   $57/3 =$ \_\_\_

- Nombre 3 plantas que comienzan con la letra P.
- ¿Qué comió para la cena hace dos días? ¿Qué comiste para el desayuno hace 3 días?

# Día catorce

◻ Beba siete vasos de agua y tres tazas de té verde.

◻ Caminar por lo menos 10 minutos esta mañana y 10 minutos esta tarde.

◻ Ir a un espacio tranquilo, sentarse cómodamente, cerrar los ojos, tomar respiraciones profundas y centrarse sólo en el aire que fluye en la nariz, hacia abajo en los pulmones, y volver a cabo durante 3 minutos.

◻ Párese en una pierna durante 10 segundos, y luego en la otra durante 10 segundos.

Actividades cerebrales:

◻ Marcha en su lugar mientras frota el vientre en un movimiento circular con tu mano dominante, alternativo tecleo de tus orejas izquierda y derecha con tu mano no dominante mientras se canta el alfabeto hacia atrás.

◻ Resuelve estos problemas en tu cabeza.

85 x 2 = ___    94 + 15 = ___    62 - 40 = ___    86/2 = ___

◻ Nombre 3 políticos anteriores o presentes con nombres o apellidos que comiencen con la letra T.

◻ ¿Cuántas personas tu saben que nacieron en noviembre? Diga y deletree sus nombres en voz alta.

# Día quince

- Beba siete vasos de agua y tres tazas de té verde.
- Caminar por lo menos 10 minutos esta mañana y 10 minutos esta tarde.
- Ir a un espacio tranquilo, sentarse cómodamente, cerrar los ojos, tomar respiraciones profundas y centrarse sólo en el aire que fluye en la nariz, hacia abajo en los pulmones, y volver a cabo durante 3 minutos.
- Párese en una pierna durante 10 segundos, y luego en la otra durante 10 segundos.

Actividades cerebrales:

- Mientras que marcha en su lugar y haciendo círculos de brazo al mismo tiempo, pensar en un día que pasó en un parque de atracciones o zoológico. ¿Cuántas personas fueron con usted? ¿Cuando fuiste? ¿Cuál era la clima como el día que fuiste? ¿Cuál fue tu momento favorito mientras estuvo allí?
- Resuelve estos problemas en tu cabeza.

Multiplique su edad por el número de habitaciones en su casa.

Divide el número de días en un año por el número de meses.

- Cepille sus dientes con su mano no dominante hoy.
- Nombre 3 ciudades que comienzan con la letra H.

# Día dieciséis

- Beba siete vasos de agua y tres tazas de té verde.
- Caminar por lo menos 10 minutos esta mañana y 10 minutos esta tarde.
- Ir a un espacio tranquilo, sentarse cómodamente, cerrar los ojos, tomar respiraciones profundas y centrarse sólo en el aire que fluye en la nariz, hacia abajo en los pulmones, y volver a cabo durante 3 minutos.
- Párese en una pierna durante 10 segundos, y luego en la otra durante 10 segundos.

Actividades cerebrales:

- Coma con su mano no dominante hoy.
- Hay 60 flores en el jardín. Se organizan en filas que tienen 5 margaritas y 5 tulipanes cada uno. ¿Cuántas hileras de flores hay en el jardín?
- Deletrear 3 días de fiesta hacia adelante y hacia atrás en voz alta.
- Nombre por lo menos 3 bocadillos disponibles en las salas de cine que no palomitas de maíz.
- Abra los armarios y cajones sin usar los dedos hoy.

# Día diecisiete

- Beba siete vasos de agua y tres tazas de té verde.
- Caminar por lo menos 10 minutos esta mañana y 10 minutos esta tarde.
- Ir a un espacio tranquilo, sentarse cómodamente, cerrar los ojos, tomar respiraciones profundas y centrarse sólo en el aire que fluye en la nariz, hacia abajo en los pulmones, y volver a cabo durante 3 minutos.
- Párese en una pierna durante 10 segundos, y luego en la otra durante 10 segundos.

Actividades cerebrales:

- Hacer malabares con bufandas hoy mientras cantando Feliz Cumpleaños, el alfabeto, o su himno nacional.
- Lucy tiene 52 gnomos en su patio delantero. El vecino de Lucy, Roberto, odia a los gnomos. Roberto dispara 18 de ellos con su rifle mientras Lucy se ha ido. ¿Cuántos gnomos quedan? Los gnomos cuestan $ 15 cada uno. ¿Cuánto le costará a Roberto reemplazar a los gnomos de Lucy?
- Nombre 3 estados que comienzan con la letra A.
- ¿Cuál era tu juego favorito para jugar cuando era niño? ¿Quién jugaría contigo?

# Día dieciocho

- Beba siete vasos de agua y tres tazas de té verde.
- Caminar por lo menos 10 minutos esta mañana y 10 minutos esta tarde.
- Ir a un espacio tranquilo, sentarse cómodamente, cerrar los ojos, tomar respiraciones profundas y centrarse sólo en el aire que fluye en la nariz, hacia abajo en los pulmones, y volver a cabo durante 3 minutos.
- Párese en una pierna durante 10 segundos, y luego en la otra durante 10 segundos.

Actividades cerebrales:

- Alterna moviendo un lado de tu cuerpo y luego el otro (por ejemplo, un paso adelante y una estocada, patadas un las piernas o golpecitos con los dedos de los pies) mientras aplaude su manos. Diga una ciudad diferente cada vez que mueva el lado derecho de su cuerpo. Diga una estado diferente cada vez que mueva el lado izquierdo. Realice este ejercicio durante al menos un minuto.
- Escribe una carta a alguien usando tu mano no dominante. Este es un ejercicio para desafiar tu cerebro, no tienes que darlo a ellos.
- Nombre 3 animales que comienzan con la letra M.
- ¿Quiénes fueron sus primeros vecinos? ¿Era una familia? Si es así, ¿cuántas personas estaban allí y cuáles eran los nombres?

# Día diecinueve

- Beba siete vasos de agua y tres tazas de té verde.
- Caminar por lo menos 10 minutos esta mañana y 10 minutos esta tarde.
- Ir a un espacio tranquilo, sentarse cómodamente, cerrar los ojos, tomar respiraciones profundas y centrarse sólo en el aire que fluye en la nariz, hacia abajo en los pulmones, y volver a cabo durante 3 minutos.
- Párese en una pierna durante 10 segundos, y luego en la otra durante 10 segundos.

Actividades cerebrales:

- Cepíllese los dientes con su mano no dominante.
- Ruth trató de enseñar a su nieta Hailey cómo hornear galletas. Juntos hicieron 24 snickerdoodles, 26 galletas de azúcar y 27 galletas de chocolate. 1/3 de ellos fueron quemados. ¿Cuántas galletas comestibles hay?
- Nombre 3 alimentos que comienzan con la letra W.
- ¿Cuál es tu canción favorita? Anote su verso favorito y cuente cuántas letras hay en la oración. ¿Cuántas T en el versículo? ¿Cuántas E en el versículo? ¿Cuántas A en el versículo? ¿Cuántas A en el versículo?

# Día veinte

- Beba siete vasos de agua y tres tazas de té verde.
- Caminar por lo menos 10 minutos esta mañana y 10 minutos esta tarde.
- Ir a un espacio tranquilo, sentarse cómodamente, cerrar los ojos, tomar respiraciones profundas y centrarse sólo en el aire que fluye en la nariz, hacia abajo en los pulmones, y volver a cabo durante 3 minutos.
- Párese en una pierna durante 10 segundos, y luego en la otra durante 10 segundos.

Actividades cerebrales:

- Pon tus manos juntas. Mueva sus manos en un movimiento de la figura 8 delante de su cuerpo mientras marcha en su lugar. Mientras su cuerpo está en movimiento decir su ciudad favorita en voz alta. Deletrearlo. Deletrearlo hacia atrás. ¿Cuántas letras tiene la palabra? ¿Su número de teléfono contiene ese número? En caso afirmativo, diga la sección de su número de teléfono que contiene ese número. Repita la respuesta hacia atrás. Si no, repita cualquier sección de su número de teléfono hacia atrás. Este ejercicio debe hacerse con un compañero que puede hacerle las preguntas.
- Deletrear en voz alta 3 nombres de niños que comienzan con la letra C.
- ¿Qué comiste para el almuerzo hace dos días? ¿Qué comiste para la cena hace cuatro días?

# Día veintiuno

- Beba siete vasos de agua y tres tazas de té verde.
- Caminar por lo menos 10 minutos esta mañana y 10 minutos esta tarde.
- Ir a un espacio tranquilo, sentarse cómodamente, cerrar los ojos, tomar respiraciones profundas y centrarse sólo en el aire que fluye en la nariz, hacia abajo en los pulmones, y volver a cabo durante 3 minutos.
- Párese en una pierna durante 10 segundos, y luego en la otra durante 10 segundos.

Actividades cerebrales:

- Marcha en su lugar mientras frota el vientre en un movimiento circular con tu mano dominante, alternativo tecleo de tus orejas izquierda y derecha con tu mano no dominante mientras se canta el alfabeto hacia atrás.
- Tome el año en que nació y divídelo por el día en que nació. Multiplique la respuesta por su mes de nacimiento.
- Nombre 3 revistas que la gente solía leer en la impresión.
- ¿Cuántos meses hasta el final del año? ¿Cuantas semanas? ¿Cuántos días?

# Día veintidós

- Beba siete vasos de agua y tres tazas de té verde.
- Caminar por lo menos 15 minutos esta mañana y 15 minutos esta tarde.
- Ir a un espacio tranquilo, sentarse cómodamente, cerrar los ojos, tomar respiraciones profundas y centrarse sólo en el aire que fluye en la nariz, hacia abajo en los pulmones, y volver a cabo durante 4 minutos.
- Párese en una pierna durante 15 segundos, y luego en la otra durante 15 segundos.

Actividades cerebrales:

- Mientras que marcha en su lugar y haciendo círculos de brazo al mismo tiempo, pensar en su primer trabajo. ¿Cuántas personas trabajaban allí? ¿Qué horas trabajó? ¿Te usaste un uniforme? Si es así, ¿qué aspecto tenía? ¿Qué compañero de trabajo te gustó más? ¿Qué compañero de trabajo le gustó menos?
- Resuelve estos problemas en tu cabeza.

23 x 6 = \_\_\_\_   11 + 79 = \_\_\_\_   78 - 24 = \_\_\_\_   45/9 = \_\_\_\_

- ¿Cuántas palabras puede hacer con las siguientes letras: A C N L O S
- Nombre 3 ciudades que comienzan con la letra O.
- Trabajar en la memorización de los Cincuenta Estados Unidos de América o los treinta y un Estados Unidos de México y la capital ciudad esta semana.

| | | | |
|---|---|---|---|
| Alabama | California | Aquascalientes | Coahuila |
| Alaska | Colorado | Baja California | Colima |
| Arizona | Connecticut | Campeche | |
| Arkansas | Delaware | Ciapas | |
| Georgia | Florida | Chihuahua | |

# Día veintitrés

- Beba siete vasos de agua y tres tazas de té verde.
- Caminar por lo menos 15 minutos esta mañana y 15 minutos esta tarde.
- Ir a un espacio tranquilo, sentarse cómodamente, cerrar los ojos, tomar respiraciones profundas y centrarse sólo en el aire que fluye en la nariz, hacia abajo en los pulmones, y volver a cabo durante 4 minutos.
- Párese en una pierna durante 15 segundos, y luego en la otra durante 15 segundos.

Actividades cerebrales:

- Coma con su mano no dominante hoy.
- Resuelve estos problemas en tu cabeza.

77 x 8 = ___    154 + 92 = ___    185 - 72 = ___    144/2 = ___

- ¿Cuántas palabras puede hacer con las siguientes letras: R P S A E L
- Diga y deletree todos los días de la semana en voz alta.
- Lea todo en voz alta hoy.
- Continuar trabajando en la memorización de los estados.

| | |
|---|---|
| Hawaii | Distrito Federal (Ciudad de México) |
| Idaho | |
| Illinois | Durango |
| Indiana | Guanajuato |
| Iowa | Guerrero |
| Kansas | Hidalgo |
| Kentucky | Jalisco |
| Louisiana | Mexico |
| Maine | Michoacán |
| Maryland | |

# Día veinticuatro

- Beba siete vasos de agua y tres tazas de té verde.
- Caminar por lo menos 15 minutos esta mañana y 15 minutos esta tarde.
- Ir a un espacio tranquilo, sentarse cómodamente, cerrar los ojos, tomar respiraciones profundas y centrarse sólo en el aire que fluye en la nariz, hacia abajo en los pulmones, y volver a cabo durante 4 minutos.
- Párese en una pierna durante 15 segundos, y luego en la otra durante 15 segundos.

Actividades cerebrales:
- Hacer malabares con bufandas mientras se sienta.
- Resuelve estos problemas en tu cabeza.

$35 \times 4 =$ \_\_\_\_  $168 + 19 =$ \_\_\_\_  $761 - 171 =$ \_\_\_\_  $95/5 =$ \_\_\_\_

- ¿Cuántas palabras puede hacer con las siguientes letras: C T I N H A
- Nombre los 3 estados que comienzan con la letra T.
- Cuando eras un niño, ¿qué querías hacer cuando crecieras?
- Continuar trabajando en la memorización de los estados.

| | |
|---|---|
| Massachusetts | Morelos |
| Michigan | Nayarit |
| Minnesota | Nuevo León |
| Mississippi | Oaxaca |
| Missouri | Puebla |
| Montana | Querétaro |
| Nebraska | Quintana Roo |
| Nevada | San Luis Potosi |
| New Hampshire | |
| New Jersey | |

# Día veinticinco

- Beba siete vasos de agua y tres tazas de té verde.
- Caminar por lo menos 15 minutos esta mañana y 15 minutos esta tarde.
- Ir a un espacio tranquilo, sentarse cómodamente, cerrar los ojos, tomar respiraciones profundas y centrarse sólo en el aire que fluye en la nariz, hacia abajo en los pulmones, y volver a cabo durante 4 minutos.
- Párese en una pierna durante 15 segundos, y luego en la otra durante 15 segundos.

Actividades cerebrales:

- Alterna moviendo un lado de tu cuerpo y luego el otro (por ejemplo, un paso adelante y una estocada, patadas un las piernas o golpecitos con los dedos de los pies) mientras aplaude su manos. Diga una letra diferente cada vez que mueva el lado derecho de su cuerpo. Diga un número diferente cada vez que mueva el lado izquierdo. Realice este ejercicio durante al menos un minuto.
- Resuelve estos problemas en tu cabeza.

50 x 13 = ___    120 + 941 = ___    166 - 148 = ___    52/4 = ___

- Continuar trabajando en la memorización de los estados.

| | |
|---|---|
| New Mexico | Sinaloa |
| New York | Sonora |
| North Carolina | Tabasco |
| North Dakota | Tamaulipas |
| Ohio | Tlaxcala |
| Oklahoma | Veracruz |
| Oregon | Yucatán |
| Pennsylvania | Zacatecas |

# Día veintiséis

- Beba siete vasos de agua y tres tazas de té verde.
- Caminar por lo menos 15 minutos esta mañana y 15 minutos esta tarde.
- Ir a un espacio tranquilo, sentarse cómodamente, cerrar los ojos, tomar respiraciones profundas y centrarse sólo en el aire que fluye en la nariz, hacia abajo en los pulmones, y volver a cabo durante 4 minutos.
- Párese en una pierna durante 15 segundos, y luego en la otra durante 15 segundos.

Actividades cerebrales:

- Cepíllese los dientes con su mano no dominante.
- Resuelve estos problemas en tu cabeza.

$16 \times 6 =$ \_\_\_  $183 + 52 =$ \_\_\_  $901 - 33 =$ \_\_\_  $138/6=$ \_\_\_

- ¿Cuántas palabras puede hacer con las siguientes letras: M L A H E S
- Nombre 3 árboles. ¿Alguno de ellos cambia de color en el otoño? Si es así, ¿qué colores?
- Continuar trabajando en la memorización de los estados.

| | |
|---|---|
| Rhode Island | Wisconsin |
| South Dakota | Wyoming |
| South Carolina | |
| Tennessee | |
| Texas | |
| Utah | |
| Vermont | |
| Virginia | |
| Washington | |
| West Virginia | |

# Día veintisiete

- Beba siete vasos de agua y tres tazas de té verde.
- Caminar por lo menos 15 minutos esta mañana y 15 minutos esta tarde.
- Ir a un espacio tranquilo, sentarse cómodamente, cerrar los ojos, tomar respiraciones profundas y centrarse sólo en el aire que fluye en la nariz, hacia abajo en los pulmones, y volver a cabo durante 4 minutos.
- Párese en una pierna durante 15 segundos, y luego en la otra durante 15 segundos.

Actividades cerebrales:

- Pon tus manos juntas. Mueva sus manos en un movimiento de la figura 8 delante de su cuerpo mientras marcha en su lugar. Mientras su cuerpo está en movimiento decir su el día festivo favorita en voz alta. Deletrearlo. Deletrearlo hacia atrás. ¿Cuántas letras tiene la palabra? ¿Su número de teléfono contiene ese número? En caso afirmativo, diga la sección de su número de teléfono que contiene ese número. Repita la respuesta hacia atrás. Si no, repita cualquier sección de su número de teléfono hacia atrás. Este ejercicio debe hacerse con un compañero que puede hacerle las preguntas.
- Resuelve estos problemas en tu cabeza.

151 x 2 = ___   551 + 131 = ___   63 - 49 = ___   288/12 = ___

- ¿Cuántas palabras puede hacer con las siguientes letras: A D O R I E
- Nombre 3 océanos y 3 lagos. ¿Dónde se encuentran?
- ¿Qué comió para la cena hace tres días? ¿Qué comiste para el almuerzo hace dos días?
- Trabajar en la memorización de los Cincuenta Estados Unidos de América o los treinta y un Estados Unidos de México y capital.

# Día veintiocho

- Beba siete vasos de agua y tres tazas de té verde.
- Caminar por lo menos 15 minutos esta mañana y 15 minutos esta tarde.
- Ir a un espacio tranquilo, sentarse cómodamente, cerrar los ojos, tomar respiraciones profundas y centrarse sólo en el aire que fluye en la nariz, hacia abajo en los pulmones, y volver a cabo durante 4 minutos.
- Párese en una pierna durante 15 segundos, y luego en la otra durante 15 segundos.

Actividades cerebrales:

- Marcha en su lugar mientras frota el vientre en un movimiento circular con tu mano dominante, alternativo tecleo de tus orejas izquierda y derecha con tu mano no dominante mientras se canta tu himno nacional.
- Resuelve estos problemas en tu cabeza.

$58 \times 3 =$ ___  $641 + 263 =$ ___  $621 - 408 =$ ___  $96/3 =$ ___

- ¿Cuántas palabras puede hacer con las siguientes letras: B I M C E T
- Nombre 3 políticos anteriores o pasados con nombres o apellidos que comiencen con la letra G.
- ¿Cuántas tu personas saben que nacieron en agosto?
- Trabajar en la memorización de los Cincuenta Estados Unidos de América o los treinta y un Estados Unidos de México y capital.

# Día veintinueve

- Beba siete vasos de agua y tres tazas de té verde.
- Caminar por lo menos 15 minutos esta mañana y 15 minutos esta tarde.
- Ir a un espacio tranquilo, sentarse cómodamente, cerrar los ojos, tomar respiraciones profundas y centrarse sólo en el aire que fluye en la nariz, hacia abajo en los pulmones, y volver a cabo durante 4 minutos.
- Párese en una pierna durante 15 segundos, y luego en la otra durante 15 segundos.

Actividades cerebrales:

- Mientras que marcha en su lugar y haciendo círculos de brazo al mismo tiempo, piensa en la casa de un pariente que viste con frecuencia cuando era niño. ¿Cuántos dormitorios había? ¿Cuántos baños? ¿De qué color era la cocina? ¿Cuántas sillas había en la mesa de la cocina? ¿Qué tan lejos estaba de tu casa? ¿Cuál era tu memoria favorita mientras estaba allí?
- Reorganice los elementos de su cocina para modificar su rutina. Esto ayudará a su cerebro a crear nuevos caminos neuronales.
- Nombre 3 ciudades que comienzan con la letra N.

# Día treinta

- Beba siete vasos de agua y tres tazas de té verde.
- Caminar por lo menos 15 minutos esta mañana y 15 minutos esta tarde.
- Ir a un espacio tranquilo, sentarse cómodamente, cerrar los ojos, tomar respiraciones profundas y centrarse sólo en el aire que fluye en la nariz, hacia abajo en los pulmones, y volver a cabo durante 4 minutos.
- Párese en una pierna durante 15 segundos, y luego en la otra durante 15 segundos.

Actividades cerebrales:

- Coma con su mano no dominante hoy.
- Usando un lápiz y papel, dibuja un perro, una casa y un coche con tu mano dominante. Luego dibuja las mismas imágenes con tu mano no dominante.
- Nombre 3 Estados que comienzan con la letra W.
- ¿Cuál era tu película favorita cuando eras niño? ¿Puedes recordar a alguno de los actores o actrices que estaban en él?

# Día treinta y uno

- Beba siete vasos de agua y tres tazas de té verde.
- Caminar por lo menos 15 minutos esta mañana y 15 minutos esta tarde.
- Ir a un espacio tranquilo, sentarse cómodamente, cerrar los ojos, tomar respiraciones profundas y centrarse sólo en el aire que fluye en la nariz, hacia abajo en los pulmones, y volver a cabo durante 4 minutos.
- Párese en una pierna durante 15 segundos, y luego en la otra durante 15 segundos.

Actividades cerebrales:

- Canta el alfabeto o tu canción favorita mientras hace malabares o camina hacia adelante o hacia atrás mientras hace malabares.
- Reorganice los elementos en su cuarto de baño para alterar su rutina. Esto ayudará a su cerebro a crear nuevos caminos neuronales.
- Nombre 3 tipos de condimentos que nunca usa.
- Si hay una silla en la que usted siempre se sienta, elija otro asiento para los próximos tres días y evite su normal.

# Día treinta y dos

- Beba siete vasos de agua y tres tazas de té verde.
- Caminar por lo menos 15 minutos esta mañana y 15 minutos esta tarde.
- Ir a un espacio tranquilo, sentarse cómodamente, cerrar los ojos, tomar respiraciones profundas y centrarse sólo en el aire que fluye en la nariz, hacia abajo en los pulmones, y volver a cabo durante 4 minutos.
- Párese en una pierna durante 15 segundos, y luego en la otra durante 15 segundos.

Actividades cerebrales:

- Alterna moviendo un lado de tu cuerpo y luego el otro (por ejemplo, un paso adelante y una estocada, patadas un las piernas o golpecitos con los dedos de los pies) mientras aplaude su manos. Diga un animal diferente cada vez que mueva el lado derecho de su cuerpo. Diga un lugar que ha estado o le gustaría viajar cada vez que mueva el lado izquierdo. Realice este ejercicio durante al menos un minuto.
- Sólo un recordatorio, una dieta mediterránea se ha encontrado para reducir el riesgo de deterioro cognitivo y el Alzheimer. Diga en voz alta las fuentes de alimentos significativos involucrados con esta dieta. Verduras, frijoles, granos enteros, pescado y aceite de oliva. Deletrearlos (en voz alta) hacia delante y hacia atrás. ¿Con qué frecuencia estos alimentos están incluidos en su dieta?
- Nombre 3 animales que comienzan con la letra B.

# Día treinta y tres

- Beba siete vasos de agua y tres tazas de té verde.
- Caminar por lo menos 15 minutos esta mañana y 15 minutos esta tarde.
- Ir a un espacio tranquilo, sentarse cómodamente, cerrar los ojos, tomar respiraciones profundas y centrarse sólo en el aire que fluye en la nariz, hacia abajo en los pulmones, y volver a cabo durante 4 minutos.
- Párese en una pierna durante 15 segundos, y luego en la otra durante 15 segundos.

Actividades cerebrales:

- Cepíllese los dientes con su mano no dominante.
- Reorganice los elementos de su armario para modificar su rutina. Esto ayudará a su cerebro a crear nuevos caminos neuronales.
- Nombre 6 alimentos que comienzan con la letra B.
- ¿Cuál era el nombre de la calle en la que vivías cuando tenías 20 años?

# Día treinta y cuatro

- Beba siete vasos de agua y tres tazas de té verde.
- Caminar por lo menos 15 minutos esta mañana y 15 minutos esta tarde.
- Ir a un espacio tranquilo, sentarse cómodamente, cerrar los ojos, tomar respiraciones profundas y centrarse sólo en el aire que fluye en la nariz, hacia abajo en los pulmones, y volver a cabo durante 4 minutos.
- Párese en una pierna durante 15 segundos, y luego en la otra durante 15 segundos.

Actividades cerebrales:

- Pon tus manos juntas. Mueva sus manos en un movimiento de la figura 8 delante de su cuerpo mientras marcha en su lugar. Mientras su cuerpo está en movimiento, decir su fruta favorita en voz alta. Deletrearlo. Deletrearlo hacia atrás. ¿Cuántas letras tiene la palabra? ¿Su número de teléfono contiene ese número? En caso afirmativo, diga la sección de su número de teléfono que contiene ese número. Repita la respuesta hacia atrás. Si no, repita cualquier sección de su número de teléfono hacia atrás. Este ejercicio debe hacerse con un compañero que puede hacerle las preguntas.
- Usando un lápiz y papel, dibuja un gato, una escuela y una bicicleta con tu mano dominante. Luego dibuja las mismas imágenes con tu mano no dominante.

# Día treinta y cinco

- Beba siete vasos de agua y tres tazas de té verde.
- Caminar por lo menos 15 minutos esta mañana y 15 minutos esta tarde.
- Ir a un espacio tranquilo, sentarse cómodamente, cerrar los ojos, tomar respiraciones profundas y centrarse sólo en el aire que fluye en la nariz, hacia abajo en los pulmones, y volver a cabo durante 4 minutos.
- Párese en una pierna durante 15 segundos, y luego en la otra durante 15 segundos.

Actividades cerebrales:

- Marcha en su lugar mientras frota el vientre en un movimiento circular con tu mano dominante, alternativo tecleo de tus orejas izquierda y derecha con tu mano no dominante mientras se canta el alfabeto hacia atrás.
- Usando las siguientes instrucciones, haga un avión de papel. Tome un pedazo de papel. Doblarlo por la mitad, longitudinalmente. Doble las esquinas superiores hacia el centro. Doble los bordes angulosos hacia el centro. Doble a lo largo del pliegue centro. Doble las dos solapas superiores para hacer las alas.
- Cepille sus dientes con su mano no dominante hoy.

# Día treinta y seis

- Beba siete vasos de agua y tres tazas de té verde.
- Caminar por lo menos 15 minutos esta mañana y 15 minutos esta tarde.
- Ir a un espacio tranquilo, sentarse cómodamente, cerrar los ojos, tomar respiraciones profundas y centrarse sólo en el aire que fluye en la nariz, hacia abajo en los pulmones, y volver a cabo durante 5 minutos.
- Párese en una pierna durante 15 segundos, y luego en la otra durante 15 segundos.

Actividades cerebrales:

- Mientras que marcha en su lugar y haciendo círculos de brazo al mismo tiempo, piensa en tu familia ¿Cuántas tías y tíos tienes? ¿Dónde viven? ¿Cuantos primos tienes? ¿Dónde viven? ¿Qué recuerdos tienes del tiempo que pasas con ellos?
- Haga una lista de artículos de comestibles, cosas que hacer, o cualquier otra cosa que viene a la mente y memorizarlo. En una hora o así, vea cuántos artículos puede recordar. Haga los artículos en su lista como desafiantes como sea posible para la estimulación mental más grande.

# Día treinta y siete

- Beba siete vasos de agua y tres tazas de té verde.
- Caminar por lo menos 15 minutos esta mañana y 15 minutos esta tarde.
- Ir a un espacio tranquilo, sentarse cómodamente, cerrar los ojos, tomar respiraciones profundas y centrarse sólo en el aire que fluye en la nariz, hacia abajo en los pulmones, y volver a cabo durante 5 minutos.
- Párese en una pierna durante 15 segundos, y luego en la otra durante 15 segundos.

Actividades cerebrales:

- Coma con su mano no dominante hoy.

Conteste los siguientes adivinanzas:

- Siempre puedes encontrarme en el pasado. Puedo ser creado en el presente, pero el futuro nunca puede cambiarme. ¿Qué soy yo?
- ¿Qué te pertenece, pero otros lo usan más que tú?
- Cuanto más se toma, usted deja atrás?

Respuestas al final del día treinta y nueve.

# Día treinta y ocho

- Beba siete vasos de agua y tres tazas de té verde.
- Caminar por lo menos 15 minutos esta mañana y 15 minutos esta tarde.
- Ir a un espacio tranquilo, sentarse cómodamente, cerrar los ojos, tomar respiraciones profundas y centrarse sólo en el aire que fluye en la nariz, hacia abajo en los pulmones, y volver a cabo durante 5 minutos.
- Párese en una pierna durante 15 segundos, y luego en la otra durante 15 segundos.

Actividades cerebrales:

- Hacer malabares con bufandas hoy en día cantando Humpty Dumpty o tu canción favorita mientras hace malabares o camina hacia delante o hacia atrás mientras hace malabares.
- Resuelve estos problemas en tu cabeza.

$2 + 3 + 4 + 5 + 5 =$ ___   $76 - 9 - 8 - 7 - 2 - 1 =$ ___   $1 \times 2 \times 3 \times 4 =$ ___

- Dibuja un pájaro, un plato de comida y un ángel con tu mano dominante. Ahora dibuja las mismas imágenes con tu mano no dominante.
- Abra los armarios y cajones sin usar los dedos hoy.

# Día treinta y nueve

☐ Beba siete vasos de agua y tres tazas de té verde.
☐ Caminar por lo menos 15 minutos esta mañana y 15 minutos esta tarde.
☐ Ir a un espacio tranquilo, sentarse cómodamente, cerrar los ojos, tomar respiraciones profundas y centrarse sólo en el aire que fluye en la nariz, hacia abajo en los pulmones, y volver a cabo durante 5 minutos.
☐ Párese en una pierna durante 15 segundos, y luego en la otra durante 15 segundos.

Actividades cerebrales:
☐ Alterna moviendo un lado de tu cuerpo y luego el otro (por ejemplo, un paso adelante y una estocada, patadas un las piernas o golpecitos con los dedos de los pies) mientras aplaude su manos. Diga una fruta diferente cada vez que mueva el lado derecho de su cuerpo. Diga una verdura diferente cada vez que mueva el lado izquierdo. Realice este ejercicio durante al menos un minuto.
☐ Resuelve estos problemas en tu cabeza.

33 x 6 = ___    22 + 83 = ___    176 - 41 = ___    99/9 = ___

☐ Escribir una historia corta.

(A) Historia, tu nombre, huellas

# Día cuarenta

- Beba siete vasos de agua y tres tazas de té verde.
- Caminar por lo menos 15 minutos esta mañana y 15 minutos esta tarde.
- Ir a un espacio tranquilo, sentarse cómodamente, cerrar los ojos, tomar respiraciones profundas y centrarse sólo en el aire que fluye en la nariz, hacia abajo en los pulmones, y volver a cabo durante 5 minutos.
- Párese en una pierna durante 15 segundos, y luego en la otra durante 15 segundos.

Actividades cerebrales:

- Cepíllese los dientes con su mano no dominante.
- Resuelve estos problemas en tu cabeza.

$93 \times 2 =$ ___   $33 + 25 =$ ___   $48 - 33 =$ ___   $112/4 =$ ___

- Obtener un libro para colorear y el color.

# Día cuarenta y uno

- Beba siete vasos de agua y tres tazas de té verde.
- Caminar por lo menos 15 minutos esta mañana y 15 minutos esta tarde.
- Ir a un espacio tranquilo, sentarse cómodamente, cerrar los ojos, tomar respiraciones profundas y centrarse sólo en el aire que fluye en la nariz, hacia abajo en los pulmones, y volver a cabo durante 5 minutos.
- Párese en una pierna durante 15 segundos, y luego en la otra durante 15 segundos.

Actividades cerebrales:

- Pon tus manos juntas. Mueva sus manos en un movimiento de la figura 8 delante de su cuerpo mientras marcha en su lugar. Mientras su cuerpo está en movimiento, decir su postre favorito en voz alta. Deletrearlo. Deletrearlo hacia atrás. ¿Cuántas letras tiene la palabra? ¿Su número de teléfono contiene ese número? En caso afirmativo, diga la sección de su número de teléfono que contiene ese número. Repita la respuesta hacia atrás. Si no, repita cualquier sección de su número de teléfono hacia atrás. Este ejercicio debe hacerse con un compañero que puede hacerle las preguntas.
- Resuelve estos problemas en tu cabeza.

$215 \times 2 =$ \_\_\_     $31 + 53 =$ \_\_\_     $194 - 63 =$ \_\_\_     $75/5 =$ \_\_\_

- Crea una lista de cosas que te gustaría hacer.

# Día cuarenta y dos

- Beba siete vasos de agua y tres tazas de té verde.
- Caminar por lo menos 15 minutos esta mañana y 15 minutos esta tarde.
- Ir a un espacio tranquilo, sentarse cómodamente, cerrar los ojos, tomar respiraciones profundas y centrarse sólo en el aire que fluye en la nariz, hacia abajo en los pulmones, y volver a cabo durante 5 minutos.
- Párese en una pierna durante 15 segundos, y luego en la otra durante 15 segundos.

Actividades cerebrales:

- Marcha en su lugar mientras frota el vientre en un movimiento circular con tu mano dominante, alternativo tecleo de tus orejas izquierda y derecha con tu mano no dominante mientras se canta el alfabeto hacia atrás.
- Resuelve estos problemas en tu cabeza.

285 x 2 = ___   194 + 51 = ___   612 - 47 = ___   126/2 = ___

- Haz todos animal suene tu sabes en voz alta. Risa. Escribir los nombres de los animales y sus sonidos. Deletrearlos, hacia delante y hacia atrás.

# Día cuarenta y tres

- Beba siete vasos de agua y tres tazas de té verde.
- Caminar por lo menos 15 minutos esta mañana y 15 minutos esta tarde.
- Ir a un espacio tranquilo, sentarse cómodamente, cerrar los ojos, tomar respiraciones profundas y centrarse sólo en el aire que fluye en la nariz, hacia abajo en los pulmones, y volver a cabo durante 5 minutos.
- Párese en una pierna durante 15 segundos, y luego en la otra durante 15 segundos.

Actividades cerebrales:

- Mientras que marcha en su lugar y haciendo círculos de brazo al mismo tiempo, pensar en un día que pasó en el centro comercial. ¿Cuántas personas fueron con usted? ¿El centro comercial estaba ocupado? ¿Esperaste en largas colas? ¿Que compraste?
- Arrugado hasta diez hojas de papel en bolas y apunte para una cesta/caja. Vea cuántos puede obtener con su mano dominante. Vea cuántos puede obtener con su mano no dominante. Repita con los ojos cerrados.

# Día cuarenta y cuatro

- Beba siete vasos de agua y tres tazas de té verde.
- Caminar por lo menos 15 minutos esta mañana y 15 minutos esta tarde.
- Ir a un espacio tranquilo, sentarse cómodamente, cerrar los ojos, tomar respiraciones profundas y centrarse sólo en el aire que fluye en la nariz, hacia abajo en los pulmones, y volver a cabo durante 5 minutos.
- Párese en una pierna durante 15 segundos, y luego en la otra durante 15 segundos.

Actividades cerebrales:

- Coma con su mano no dominante hoy.
- Sing Cabeza, Hombros, Rodillas, y Dedos. Entonces cántalo en inglés, Head (cabeza), shoulders (hombros), knees (rodillas), and toes (dedos), Knees (rodillas) and toes (dedos). Head, shoulders, knees, and toes, Knees and toes. Eyes (ojos) and ears (orejas) and mouth (boca) and nose (nariz). Head, shoulders, knees, and toes, Knees and toes!

# Día cuarenta y cinco

- Beba siete vasos de agua y tres tazas de té verde.
- Caminar por lo menos 15 minutos esta mañana y 15 minutos esta tarde.
- Ir a un espacio tranquilo, sentarse cómodamente, cerrar los ojos, tomar respiraciones profundas y centrarse sólo en el aire que fluye en la nariz, hacia abajo en los pulmones, y volver a cabo durante 5 minutos.
- Párese en una pierna durante 15 segundos, y luego en la otra durante 15 segundos.

Actividades cerebrales:
- Hacer malabares con bufandas hoy mientras recita los Estados Unidos de América o México.
- Jugar un juego de mesa.
- Aprenda las palabras para las habitaciones de su casa en inglés o francés. Para ayudar con la memorización anote las palabras y colóquelas en cada habitación.

|  | Inglés | Francés |
|---|---|---|
| el dormitorio | bedroom | chambre |
| la cocina | kitchen | cuisine |
| baño | bathroom | salle de bains |
| sala | living room | salon |
| el comedor | dining room | salle à manger |

# Día cuarenta y seis

- Beba siete vasos de agua y tres tazas de té verde.
- Caminar por lo menos 15 minutos esta mañana y 15 minutos esta tarde.
- Ir a un espacio tranquilo, sentarse cómodamente, cerrar los ojos, tomar respiraciones profundas y centrarse sólo en el aire que fluye en la nariz, hacia abajo en los pulmones, y volver a cabo durante 5 minutos.
- Párese en una pierna durante 15 segundos, y luego en la otra durante 15 segundos.

Actividades cerebrales:

- Alterna moviendo un lado de tu cuerpo y luego el otro (por ejemplo, un paso adelante y una estocada, patadas un las piernas o golpecitos con los dedos de los pies) mientras aplaude su manos. Diga una ciudad diferente cada vez que mueves el lado derecho de tu cuerpo. Diga un estado diferente cada vez que mueva el lado izquierdo. Realice este ejercicio durante al menos un minuto.
- Cantar Estrellita. Escribir las palabras. Ahora mantenga la melodía, pero reemplace todas las palabras con algo relacionado con su propia vida. Anótelo en papel.

# Día cuarenta y siete

- Beba siete vasos de agua y tres tazas de té verde.
- Caminar por lo menos 15 minutos esta mañana y 15 minutos esta tarde.
- Ir a un espacio tranquilo, sentarse cómodamente, cerrar los ojos, tomar respiraciones profundas y centrarse sólo en el aire que fluye en la nariz, hacia abajo en los pulmones, y volver a cabo durante 5 minutos.
- Párese en una pierna durante 15 segundos, y luego en la otra durante 15 segundos.

Actividades cerebrales:
- Cepíllese los dientes con su mano no dominante.
- Mantenga un pedazo de papel a mano hoy. Mantenga un registro de todos sus pasos manualmente, sin electrónica. Si usted camina al cuarto de baño, cuente los pasos, anótelo. ¿La cocina? La misma cosa. Añadirlos al final del día. Divídalos por el número de horas que has estado despierto. ¿Cuántos pasos hizo promedio por hora?

# Día cuarenta y ocho

- Beba siete vasos de agua y tres tazas de té verde.
- Caminar por lo menos 15 minutos esta mañana y 15 minutos esta tarde.
- Ir a un espacio tranquilo, sentarse cómodamente, cerrar los ojos, tomar respiraciones profundas y centrarse sólo en el aire que fluye en la nariz, hacia abajo en los pulmones, y volver a cabo durante 5 minutos.
- Párese en una pierna durante 15 segundos, y luego en la otra durante 15 segundos.

Actividades cerebrales:

- Pon tus manos juntas. Mueva sus manos en un movimiento de la figura 8 delante de su cuerpo mientras marcha en su lugar. Mientras su cuerpo está en movimiento, decir su programa de televisión favorito en voz alta. Deletrearlo. Deletrearlo hacia atrás. ¿Cuántas letras tiene la palabra? ¿Su número de teléfono contiene ese número? En caso afirmativo, diga la sección de su número de teléfono que contiene ese número. Repita la respuesta hacia atrás. Si no, repita cualquier sección de su número de teléfono hacia atrás. Este ejercicio debe hacerse con un compañero que puede hacerle las preguntas.
- Cuente cuántas ventanas hay en tu casa. Multiplique ese número por el número de puertas en tu casa.
- Cuenta cuántos armarios hay en tu casa. Multiplique ese número por el número de habitaciones en tu casa.
- Cuenta cuántas luces hay en tu casa. Divida ese número por el número de electrodomésticos que tiene en tu casa.

# Día cuarenta y nueve

- Beba siete vasos de agua y tres tazas de té verde.
- Caminar por lo menos 15 minutos esta mañana y 15 minutos esta tarde.
- Ir a un espacio tranquilo, sentarse cómodamente, cerrar los ojos, tomar respiraciones profundas y centrarse sólo en el aire que fluye en la nariz, hacia abajo en los pulmones, y volver a cabo durante 5 minutos.
- Párese en una pierna durante 15 segundos, y luego en la otra durante 15 segundos.

Actividades cerebrales:

- Marcha en su lugar mientras frota el vientre en un movimiento circular con tu mano dominante, alternativo tecleo de tus orejas izquierda y derecha con tu mano no dominante mientras se canta el alfabeto hacia atrás.
- Calcule cuántas calorías come diariamente.
- Los carbohidratos deben representar el 45-65% de su ingesta calórica. Los carbohidratos proporcionan 4 calorías por gramo, determinar su ingesta recomendada tomando 45-65% de su ingesta calórica diaria total y luego dividir ese número por 4.
- La grasa debe representar el 20-35% de su ingesta calórica. Las grasas proporcionan 9 calorías por gramo, determinar su ingesta recomendado tomando 20-35% de su ingesta calórica diaria total y luego dividir ese número por 9.
- Proteína debe representar el 15-35% de su ingesta calórica. Proteína proporciona 4 calorías por gramo, determinar su ingesta recomendada tomando 15-35% de su ingesta calórica diaria total y luego dividir ese número por 4.

# Día cincuenta

- Beba siete vasos de agua y tres tazas de té verde.
- Caminar por lo menos 15 minutos esta mañana y 15 minutos esta tarde.
- Ir a un espacio tranquilo, sentarse cómodamente, cerrar los ojos, tomar respiraciones profundas y centrarse sólo en el aire que fluye en la nariz, hacia abajo en los pulmones, y volver a cabo durante 5 minutos.
- Párese en una pierna durante 15 segundos, y luego en la otra durante 15 segundos.

Actividades cerebrales:

- Mientras que marcha en su lugar y haciendo círculos de brazo al mismo tiempo, pensar en su memoria favorita. ¿Qué es? ¿Cuándo ocurrió? ¿Quién estaba contigo? ¿Puedes recordar lo que llevabas? ¿Qué tiempo hacía ese día?
- Resuelve estos problemas en tu cabeza.

231 x 6 = \_\_\_    116 + 75 = \_\_\_    781 - 124 = \_\_\_    165/5 = \_\_\_

- ¿Cuántas palabras puede hacer con las siguientes letras: C K I W L A
- Trabajo en la memorización de las capitales de los cincuenta Estados Unidos de América o las capitales de los treinta y uno Estados Unidos de México.

| | |
|---|---|
| Alabama - Montgomery | Aguascalientes - Aguascalientes |
| Alaska - Juneau | Baja California - Mexicali |
| Arizona - Phoenix | Baja California Sur - La Paz |
| Arkansas - Little Rock | Campeche - Campeche |
| California - Sacramento | Chiapas - Tuxtia Guitiérrez |
| Colorado - Denver | Chihuahua - Chihuahua |
| Connecticut - Hartford | Coahuila - Saltillo |

# Día cincuenta y uno

- Beba siete vasos de agua y tres tazas de té verde.
- Caminar por lo menos 15 minutos esta mañana y 15 minutos esta tarde.
- Ir a un espacio tranquilo, sentarse cómodamente, cerrar los ojos, tomar respiraciones profundas y centrarse sólo en el aire que fluye en la nariz, hacia abajo en los pulmones, y volver a cabo durante 5 minutos.
- Párese en una pierna durante 15 segundos, y luego en la otra durante 15 segundos.

Actividades cerebrales:
- Coma con su mano no dominante hoy.
- Resuelve estos problemas en tu cabeza.

771 x 2 = ___    541 + 332 = ___    851 - 227= ___    144/12 = ___

- ¿Cuántas palabras puede hacer con las siguientes letras: O C L N E I
- Diga y deletree todos los días de la semana en voz alta. Deletrearlos hacia atrás.
- Seguir trabajando en la memorización de las capitales.

| | |
|---|---|
| Delaware - Dover | Colima - Colima |
| Florida - Tallahasee | Durango - Durango |
| Georgia - Atlanta | Guanajuato - Guanajuato |
| Hawaii - Honolulu | Guerrero - Chilpancigo |
| Idaho - Boise | Hidalgo - Pachuca |
| Illinois - Springfield | Jalisco - Guadalajara |
| Indiana - Indianapolis | State of Mexico - Toluca |
| Iowa - Des Moines | Michoacán - Morelia |
| Kansas - Topeka | |
| Kentucky - Frankfort | |

# Día cincuenta y dos

- Beba siete vasos de agua y tres tazas de té verde.
- Caminar por lo menos 15 minutos esta mañana y 15 minutos esta tarde.
- Ir a un espacio tranquilo, sentarse cómodamente, cerrar los ojos, tomar respiraciones profundas y centrarse sólo en el aire que fluye en la nariz, hacia abajo en los pulmones, y volver a cabo durante 5 minutos.
- Párese en una pierna durante 15 segundos, y luego en la otra durante 15 segundos.

Actividades cerebrales:

- Hacer malabares con bufandas. Cuente cada vez que lanzar una bufanda. ¿A qué número puede llegar?
- Resuelve estos problemas en tu cabeza.

354 x 2 = ____    681 + 93 = ____    872 - 437 = ____    95/19 = ____

- ¿Cuántas palabras puedes hacer con las siguientes letras: R G E T A
- Cuando eras un niño, ¿dónde querías vivir cuando crecieras?
- Seguir trabajando en la memorización de las capitales.

Kentucky - Frankfort

Louisiana - Baton Rouge

Maine - Augusta

Maryland - Annapolis

Massachusetts - Boston

Michigan - Lansing

Minnesota - Saint Paul

Mississippi - Jackson

Missouri - Jefferson City

Montana - Helena

Morelos - Cuernavaca

Nayarit - Tepic

Nuevo León - Monterrey

Oaxaca - Oaxaca

Puebla - Puebla

Querétaro - Querétaro

Quintana Roo - Chetumal

San Luis Potosi - San Luis Potosi

# Día cincuenta y tres

- Beba siete vasos de agua y tres tazas de té verde.
- Caminar por lo menos 15 minutos esta mañana y 15 minutos esta tarde.
- Ir a un espacio tranquilo, sentarse cómodamente, cerrar los ojos, tomar respiraciones profundas y centrarse sólo en el aire que fluye en la nariz, hacia abajo en los pulmones, y volver a cabo durante 5 minutos.
- Párese en una pierna durante 15 segundos, y luego en la otra durante 15 segundos.

Actividades cerebrales:

- Alterna moviendo un lado de tu cuerpo y luego el otro (por ejemplo, un paso adelante y una estocada, patadas un las piernas o golpecitos con los dedos de los pies) mientras aplaude su manos. Diga una letra diferente cada vez que muevas el lado derecho de tu cuerpo. Diga un número diferente cada vez que mueva el lado izquierdo. Realice este ejercicio durante al menos un minuto.
- Resuelve estos problemas en tu cabeza.

50 x 13 = \_\_\_    120 + 941 = \_\_\_    166 - 148 = \_\_\_    52/4 = \_\_\_

- ¿Cuántas palabras puedes hacer con las siguientes letras: F S T R I A
- Seguir trabajando en la memorización de las capitales.

| | |
|---|---|
| Nebraska - Omaha | Sinaloa - Culiacán |
| Nevada - Carson City | Sonora - Hermosillo |
| New Hampshire - Concord | Tabasco - Villahermosa |
| New Jersey - Trenton | Tamaulipas - Ciudad Victoria |
| New Mexico - Santa Fe | |
| New York - Albany | |
| North Carolina - Raleigh | |

# Día cincuenta y cuatro

- Beba siete vasos de agua y tres tazas de té verde.
- Caminar por lo menos 15 minutos esta mañana y 15 minutos esta tarde.
- Ir a un espacio tranquilo, sentarse cómodamente, cerrar los ojos, tomar respiraciones profundas y centrarse sólo en el aire que fluye en la nariz, hacia abajo en los pulmones, y volver a cabo durante 5 minutos.
- Párese en una pierna durante 15 segundos, y luego en la otra durante 15 segundos.

Actividades cerebrales:

- Cepíllese los dientes con su mano no dominante.
- Resuelve estos problemas en tu cabeza.

161 x 6 = ___    387 + 25 = ___    321 - 113 = ___    608/4= ___

- ¿Cuántas palabras puedes hacer con las siguientes letras: Y E T S A L
- Nombre los 7 continentes. Deletrearlos en voz alta, hacia delante y hacia atrás.
- Seguir trabajando en la memorización de las capitales.

North Dakota - Ohio

Ohio - Columbus

Oklahoma - Oklahoma City

Oregon - Salem

Pennsylvania - Harrisburg

Rhode Island - Providence

South Carolina - Columbia

South Dakota - Pierre

Tennessee - Nashville

Texas - Austin

Tlaxcala - Tlaxcala

Veracruz - Xalapa

Yucatán - Mérida

Zacatecas - Zacatecas

# Día cincuenta y cinco

- Beba siete vasos de agua y tres tazas de té verde.
- Caminar por lo menos 15 minutos esta mañana y 15 minutos esta tarde.
- Ir a un espacio tranquilo, sentarse cómodamente, cerrar los ojos, tomar respiraciones profundas y centrarse sólo en el aire que fluye en la nariz, hacia abajo en los pulmones, y volver a cabo durante 5 minutos.
- Párese en una pierna durante 15 segundos, y luego en la otra durante 15 segundos.

Actividades cerebrales:

- Pon tus manos juntas. Mueva sus manos en un movimiento de la figura 8 delante de su cuerpo mientras marcha en su lugar. Mientras su cuerpo está en movimiento, decir su día favorito de la semana en voz alta. Deletrearlo. Deletrearlo hacia atrás. ¿Cuántas letras tiene la palabra? ¿Su número de teléfono contiene ese número? En caso afirmativo, diga la sección de su número de teléfono que contiene ese número. Repita la respuesta hacia atrás. Si no, repita cualquier sección de su número de teléfono hacia atrás. Este ejercicio debe hacerse con un compañero que puede hacerle las preguntas.
- Resuelve estos problemas en tu cabeza.

$12 + 13 + 14 + 5 =$ ___    $98 - 9 - 8 - 4 - 2 - 1 =$ ___    $3 \times 5 \times 3 \times 4 =$ ___

- ¿Cuántas palabras puedes hacer con las siguientes letras: S E H A R I
- Escriba tantos países como usted sabe. Deletrearlos hacia delante, y hacia atrás, en voz alta.
- ¿Qué comiste para la cena hace cuatro días? ¿Qué comiste en el almuerzo hace tres días?

# Día cincuenta y seis

- Beba siete vasos de agua y tres tazas de té verde.
- Caminar por lo menos 15 minutos esta mañana y 15 minutos esta tarde.
- Ir a un espacio tranquilo, sentarse cómodamente, cerrar los ojos, tomar respiraciones profundas y centrarse sólo en el aire que fluye en la nariz, hacia abajo en los pulmones, y volver a cabo durante 5 minutos.
- Párese en una pierna durante 15 segundos, y luego en la otra durante 15 segundos.

Actividades cerebrales:

- Marcha en su lugar mientras frota el vientre en un movimiento circular con tu mano dominante, alternativo tecleo de tus orejas izquierda y derecha con tu mano no dominante mientras se canta María tenía un corderito.
- Resuelve estos problemas en tu cabeza.

21 + 31 + 41 + 6 = ___    56 - 1 - 8 - 4 - 7 - 9 = ___    2 x 8 x 4 x 2 = ___

- ¿Cuántas palabras puedes hacer con las siguientes letras: G I E K N A
- Nombre 3 políticos anteriores o presentes con nombres o apellidos que comienzan con la letra A.
- ¿Cuántas personas tu saben que nacieron en febrero?
- Seguir trabajando en la memorización de las capitales.

Utah - Salt Lake City               Wisconsin - Madison
Vermont - Montpelier                Wyoming - Cheyenne
Virginia - Richmond
Washington - Olympia
West Virginia - Charleston

# Día cincuenta y siete

- Beba siete vasos de agua y tres tazas de té verde.
- Caminar por lo menos 15 minutos esta mañana y 15 minutos esta tarde.
- Ir a un espacio tranquilo, sentarse cómodamente, cerrar los ojos, tomar respiraciones profundas y centrarse sólo en el aire que fluye en la nariz, hacia abajo en los pulmones, y volver a cabo durante 5 minutos.
- Párese en una pierna durante 20 segundos, y luego en la otra durante 20 segundos.

Actividades cerebrales:

- Mientras que marcha en su lugar y haciendo círculos de brazo al mismo tiempo, pensar de sus vacaciones favoritas. ¿Dónde fuiste? ¿Cuándo? ¿Quién estaba contigo? Como estuvo el clima? ¿Qué fue tu parte favorita?
- Usando un lápiz y papel, dibuja una silla, un columpio y un avión con tu mano dominante. Luego dibuja las mismas imágenes con tu mano no dominante.
- Cuente cuántas camas en su casa. Multiplique ese número por el número de almohadas en su casa.
- Cuente cuantos cuencos hay en su casa. Multiplique ese número por el número de cucharas en su casa.
- Cuente cuantos platos hay en su casa. Multiplique ese número por el número de tenedores que tiene en su casa.

# Día cincuenta y ocho

- Beba siete vasos de agua y tres tazas de té verde.
- Caminar por lo menos 15 minutos esta mañana y 15 minutos esta tarde.
- Ir a un espacio tranquilo, sentarse cómodamente, cerrar los ojos, tomar respiraciones profundas y centrarse sólo en el aire que fluye en la nariz, hacia abajo en los pulmones, y volver a cabo durante 5 minutos.
- Párese en una pierna durante 20 segundos, y luego en la otra durante 20 segundos.

Actividades cerebrales:

- Coma con su mano no dominante hoy.
- Resuelve estos problemas en tu cabeza.

$22 + 33 + 44 + 6 =$ ___   $68 - 2 - 7 - 3 - 6 - 8 =$ ___   $3 \times 7 \times 5 \times 2 =$ ___

- Lea todo en voz alta hoy.
- Aprenda las palabras para los artículos misceláneos en su casa en inglés o francés. Para ayudar con la memorización anote las palabras y colóquelas cerca de los elementos.

|            | Inglés | Francés       |
|------------|--------|---------------|
| La ventana | window | la fenêtre    |
| La sofá    | couch  | le canapé     |
| La cama    | bed    | le lit        |
| La toalla  | towel  | la serviette  |
| La taza    | cup    | la tasse      |

# Día cincuenta y nueve

- ☐ Beba siete vasos de agua y tres tazas de té verde.
- ☐ Caminar por lo menos 15 minutos esta mañana y 15 minutos esta tarde.
- ☐ Ir a un espacio tranquilo, sentarse cómodamente, cerrar los ojos, tomar respiraciones profundas y centrarse sólo en el aire que fluye en la nariz, hacia abajo en los pulmones, y volver a cabo durante 5 minutos.
- ☐ Párese en una pierna durante 20 segundos, y luego en la otra durante 20 segundos.

Actividades cerebrales:

- ☐ Hacer malabares con bufandas. Di el alfabeto al revés mientras hace malabarismos.
- ☐ Resuelve estos problemas en tu cabeza.

$39 + 3 + 102 + 6 =$ \_\_\_   $88 - 13 - 7 - 3 - 6 =$ \_\_\_   $4 \times 2 \times 6 \times 7 =$ \_\_\_

- ☐ Canta el feliz cumpleaños. Escribe las palabras. Ahora mantenga la melodía, pero reemplace todas las palabras con algo relacionado con su propia vida. Anótelo en papel.
- ☐ Diga y deletree todos los meses del año en voz alta.
- ☐ Cepille sus dientes con su mano no dominante hoy.

# Día sesenta

- Beba siete vasos de agua y tres tazas de té verde.
- Caminar por lo menos 15 minutos esta mañana y 15 minutos esta tarde.
- Ir a un espacio tranquilo, sentarse cómodamente, cerrar los ojos, tomar respiraciones profundas y centrarse sólo en el aire que fluye en la nariz, hacia abajo en los pulmones, y volver a cabo durante 5 minutos.
- Párese en una pierna durante 20 segundos, y luego en la otra durante 20 segundos.

Actividades cerebrales:

- Alterna moviendo un lado de tu cuerpo y luego el otro (por ejemplo, un paso adelante y una estocada, patadas un las piernas o golpecitos con los dedos de los pies) mientras aplaude su manos. Diga nombre primera de una persona diferente cada vez que mueva el lado derecho de su cuerpo. Diga el apellido de una persona diferente cada vez que mueva el lado izquierdo. Realice este ejercicio durante al menos un minuto.
- Mantenga un pedazo de papel a mano hoy. Elija 3 palabras que usted dice a menudo. Preste atención al número de veces que usted dice esas 3 palabras ciertas hoy. Mantener un recuento en ese pedazo de papel. Agregar los totale las numeros al final del día. Luego divídalos por 3.
- Examen usted mismo hoy. ¿Cuántos estados puedes recordar? ¿Cuántas capitales puedes recordar?

# Día sesenta y uno y más allá

Continúe con:
- Beba siete vasos de agua y tres tazas de té verde todos los días.
- Caminar por lo menos 15 minutos en la mañana y 15 minutos en la tarde.
- Ir a un espacio tranquilo, sentarse cómodamente, cerrar los ojos, tomar respiraciones profundas y centrarse sólo en el aire que fluye en la nariz, hacia abajo en los pulmones, y volver a cabo durante 5 minutos todos los días.
- Póngase de pie en una pierna durante 20 segundos, y luego en la otra durante 20 segundos cada día, trabajando su camino a 30 segundos cuando esté listo.

Actividades cerebrales:
Tome una hoja de papel, cortarlo en 60 piezas y el número de las piezas de 1 a 60. Poner las piezas en un recipiente y mezclarlos. Cada mañana agarrar un número y hacer las actividades del cerebro para ese día. Así que, si sacas el número 37, ve al Día 37 y haz las actividades del cerebro. Cuando las actividades de este libro sean fáciles y rutinarias, esté orgulloso de ti mismo y siga adelante. Desafíese aprendiendo un nuevo idioma, tocando un nuevo instrumento, o comenzando un nuevo hobby, pero por favor mantenerse con el agua y el té verde; Caminar por la mañana y por la tarde; meditación; y el ejercicio de equilibrio.